LA SYPHILIS PLACENTAIRE

PAR

Arthur GASCARD
Docteur en médecine de la Faculté de Paris.

PARIS
A. PARENT, IMPRIMEUR DE LA FACULTÉ DE MÉDECINE
A. DAVY, successeur
52, RUE MADAME ET RUE MONSIEUR-LE-PRINCE, 14

1885

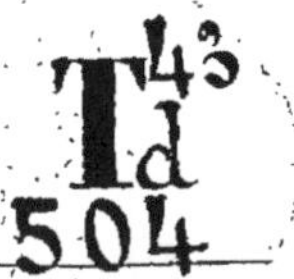

LA
SYPHILIS PLACENTAIRE

LA
SYPHILIS PLACENTAIRE

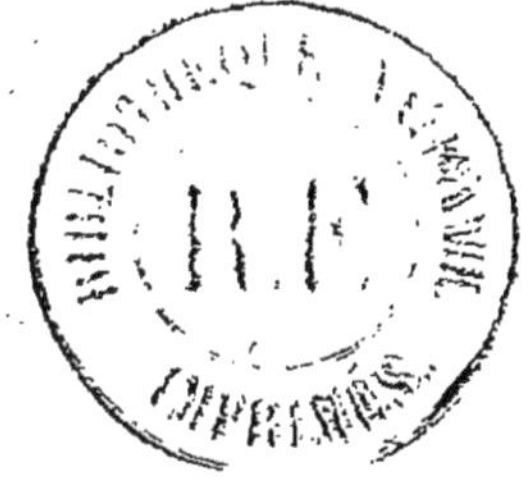

PAR

Arthur GASCARD
Docteur en médecine de la Faculté de Paris.

PARIS
A. PARENT, IMPRIMEUR DE LA FACULTÉ DE MÉDECINE
A. DAVY, successeur
52, RUE MADAME ET RUE MONSIEUR-LE-PRINCE, 14

1885

LA SYPHILIS PLACENTAIRE

PRÉFACE.

Au milieu des préoccupations de l'Académie au sujet de la dépopulation de la France, alors que M. le professeur Fournier vient de montrer, statistique en main, la part considérable qui revient à la syphilis, il nous a paru opportun d'appeler l'attention du monde savant sur une question qui, nous ne savons pourquoi, a de tout temps été négligée en France, nous voulons parler de la syphilis placentaire.

Il n'est à l'heure actuelle personne qui songe à nier un seul instant l'action manifeste et héréditaire de la syphilis sur la grossesse et le produit de la conception, et cependant l'étude de ses manifestations placentaires est pour ainsi dire encore à faire ; loin de nous la pensée de prétendre résoudre un problème rempli de tant d'obscurités, hérissé de tant de difficultés. Nous nous estimerons très heureux si nous parvenons à résumer d'une façon aussi précise que possible l'état actuel de la science en 1885. Ce sera, croyons-nous, avoir rendu un véritable service. Nous n'avons rien négligé pour remplir notre tâche de notre mieux, c'est le seul mérite que nous puissions avoir.

En présence du silence unanime des auteurs, nous avons consulté tout ce que Paris possède d'éminent et de compétent en la matière et je dois dire que nos connaissances se résument à bien peu de chose.

Qu'y a-t-il d'étonnant? Il suffit de suivre les services d'accouchement pour voir avec quelle désinvolture, avec quel dédain superbe on traite en général les annexes du fœtus et en particulier le placenta ; il semble que la femme, une fois délivrée, tout soit fini, que le but de l'art soit atteint, et on ne s'occupe pas plus d'examiner le placenta que s'il n'existait pas. C'est là assurément un grand tort, car sous cette masse de chair, comme disaient les anciens, sous son apparence modeste, il recèle dans l'intimité de sa trame organique d'innombrables secrets qu'il ne vient à l'esprit de personne de pénétrer et qui pourtant seraient bien de nature à répandre sur certaines questions fondamentales d'obstétrique et de gynécologie des lumières, que l'on chercherait vainement ailleurs. Et comment en serait-il autrement? Le placenta n'est-il point le trait-d'union des deux existences? N'est ce point à son niveau que s'opèrent les mystérieux échanges, aux dépens desquels s'entretient la vie du fœtus? N'est-ce point encore en lui qu'il nous faut rechercher les causes de sa mort.

Lorsque, dans sa séance du 4 mai 1875, l'Académie de médecine mit au concours la question suivante : « Des altérations du Placenta et de leur influence sur la vie du fœtus », à différentes reprises la savante Société manifesta le désir de voir le monde médical s'efforcer d'apporter quelques lumières sur ce sujet, et son insistance témoigne suffisamment de l'importance qu'elle attachait à cette question.

Ces appels répétés n'eurent pour ainsi dire pas d'écho. Seul, notre cher et vénéré Maître, le professeur Charpentier, dans sa thèse pour le concours d'agrégation de chirurgie, en 1869, aborda franchement la question. Mais si les auteurs qui ont embrassé l'étude des altérations placentaires sont rares, bien plus rares encore sont ceux qui ont essayé d'établir une relation causale entre l'altération placentaire et la diathèse syphilitique.

La question ne manque pourtant point d'intérêt, nous dirons plus, elle a des conséquences sociales sur lesquelles nous désirons appeler l'attention.

Que d'avortements, que d'accouchements prématurés auraient pu être évités si l'on avait été plus pénétré de la réalité de pareilles lésions. Ne serait-ce donc pas faire œuvre de médecin au premier chef que de préserver, jusque dans le sein maternel des périls qui les menacent, des enfants qui paient chaque jour de leur vie les fautes et les crimes de ceux qui leur ont donné naissance. Malheureusement, en France, la plupart des auteurs ne reconnaissent pas de lésions syphilitiques du placenta ; il y a là, croyons-nous, une erreur, et par conséquent un danger. On ne trouve pas la vérité, parce qu'on ne la cherche pas assez, et on ne la cherche pas parce qu'on ne l'aime pas assez. Il serait temps, cependant, de ne plus se renfermer dans les bornes étroites d'un exclusivisme systématique, de ne plus nier d'une façon aussi absolue des lésions qui ont été manifestement constatées sur tous les points du globe, par des hommes dont personne ne saurait mettre en doute la compétence et l'entière bonne foi.

Pour nous, qui cherchons avant tout la vérité, qui sommes à l'abri de toute idée préconçue de tout esprit de parti, c'est avec la plus entière impartialité que nous allons essayer d'entreprendre cette difficile étude. Puissent nos efforts ne pas demeurer stériles, puissent-ils, dans un avenir plus ou moins éloigné, recevoir la consécration anatomo-pathologique clinique et expérimentale. Ce sera la plus belle récompense que nous puissions recevoir, car nous aurons ainsi servi utilement la cause de la science et de l'humanité.

Qu'il nous soit permis, en terminant, d'adresser nos plus sincères remerciements à tous ceux qui nous ont aidé dans ce travail, MM. Charpentier, Fournier, Lancereaux, Robin, de Sinéty, Doléris et, en particulier, à M. le professeur Malassez, qui a bien voulu mettre à notre disposition ses belles préparations de placentas syphilitiques.

AVANT-PROPOS.

Toute étude d'anatomie pathologique supposant la connaissance de l'anatomie normale, il nous paraît indispensable, pour l'intelligence et la clarté de ce qui va suivre, d'esquisser les principaux traits de la structure du placenta, afin de mieux apprécier la nature des lésions que les auteurs ont trouvées dans les placentas syphilitiques.

CHAPITRE PREMIER.

Anatomie des villosités choriales.

I. — DÉVELOPPEMENT EMBRYOLOGIQUE.

Les époques placentaires.

1° *Epoque vitelline.* — Dix à douze jours environ après la fécondation, l'œuf humain arrive dans la cavité utérine enveloppé d'une couche albumineuse. A cette époque, sa portion la plus externe ou chorion se trouve uniquement constituée par la membrane vitelline. Ce premier chorion (chorion villeux), qu'on pourrait encore appeler placenta vitellin, laisse passer par endosmose et imbibition les liquides albumineux qui baignent la trompe et la cavité de l'utérus. Cette couche albumineuse ne tardant pas à disparaître, la vitelline se trouve en contact immédiat avec la muqueuse utérine. Vers la seconde semaine, on voit la vitelline, d'abord lisse à sa face externe, se recouvrir de prolongements ou villosités qui, s'engrenant avec des villosités semblables venues de la surface utérine, vont permettre à l'œuf de puiser les matériaux nécessaires à son développement.

2e *Epoque blastodermique.* — Dans le premier mois, à l'époque correspondant à l'apparition de la vésicule amniotique et de la vésicule ombilicale destinée à nourrir l'embryon pendant une vingtaine de jours, la membrane vitelline se trouve en contact par sa face interne avec le feuillet externe du blastoderme. Bientôt, ce feuillet blastodermique se couvre à son tour de villosités qui pénètrent dans celles que possède la vitelline; à mesure que ces villosités se développent, celles de la vitelline s'atrophient et disparaissent, et la paroi externe de l'œuf se trouve alors constituée par le feuillet externe du blastoderme, c'est le second chorion, qu'on pourrait encore appeler placenta blastodermique. Dans ce premier mois, les vaisseaux n'arrivant pas à la surface de l'œuf, ce dernier peut être alors facilement détaché.

Epoque allantoïdienne. — A partir du deuxième mois, on voit naître de la région caudale de l'embryon une vésicule qui, par suite de son développement progressif, va venir tapisser la face profonde de ce que nous avons appelé le placenta blastodermique.

Cette vésicule, destinée à prendre des liquides placés à l'extérieur de l'œuf, possède dans sa paroi des vaisseaux émanés de l'embryon qui, après avoir sillonné la face interne du placenta blastodermique, vont pénétrer jusque dans les villosités, qui deviennent alors vasculaires : c'est la vésicule allantoïde ou placenta allantoïdien.

A ce moment, la surface externe de l'œuf est recouverte de villosités vasculaires (chorion vasculaire) s'engrenant avec les villosités de la muqueuse utérine réfléchie ou caduque ovulaire, de telle sorte que cet œuf se trouve entouré de toutes parts par des tissus maternels ; mais, à mesure que l'évolution va se continuer, le placenta d'abord diffus va tendre à se circonscrire.

La partie réfléchie de la muqueuse utérine va, dans le cours du troisième mois, perdre ses vaisseaux. De même, les villosités choriales (caduque fœtale) placées en regard de cette caduque maternelle réfléchie vont s'atrophier, et il ne restera de villosités vasculaires qu'en un point, au niveau de la sérotine ou caduque inter-utéro-placentaire ; c'est ce point qui, par son hypertrophie, va contribuer à former le placenta.

La physionomie spéciale que présente alors l'œuf vers la fin du troisième mois a fait donner à la partie atrophiée le nom de chorion læve, à la partie hypertrophiée celui du chorion frondosum.

Le placenta fœtal et le placenta maternel vont désormais se développer, et, vers la fin de la grossesse, il y aura soudure intime des deux caduques.

II. — STRUCTURE DES VILLOSITÉS CHORIALES.

Au point de vue de leur structure, les villosités choriales peuvent se diviser en trois groupes répondant aux trois types précédemment décrits de l'évolution placentaire.

Nous aurons donc à considérer successivement les villosités vitelline, blastodermique et allantoïdienne ou placentaire.

L'absence de structure étant la caractéristique de la membrane vitelline, la villosité qui en émane se trouve par là même anhiste, constituée uniquement par une masse transparente, légèrement granuleuse, sans cellules ni noyaux, mais présentant des contours dentelés.

La villosité blastodermique au contraire, issue du feuillet externe du blastoderme, participe de ses caractères histologiques. C'est un tube creux suivant les uns, paraissant formé par un refoulement du chorion de dedans en dehors et dont la paroi est constituée par une couche homogène contenant des granulations et des noyaux. Pour d'autres, la cavité centrale serait remplie par du tissu muqueux.

Quant à la villosité allantoïdienne ou placentaire, elle ne diffère de la précédente qu'en ce que les vaisseaux allantoïdiens ont refoulé le tissu muqueux, occupant ainsi le centre de la villosité dans les divisions extrêmes de laquelle ils se trouvent réduits à leur membrane interne endothéliale.

En résumé, la villosité placentaire comprend :

1° Un revêtement cellulaire consistant en un épithélium aplati, bien qu'ayant pour origine l'épithélium cylindrique de la muqueuse utérine ;

2° Un tissu muqueux formé par un réseau de fibres conjonctives tapissées de cellules plates et allongées, cellules riches en mucine et possédant seules la propriété de se colorer en rose par le picrocarmin, l'éosine ou la purpurine ;

3° Des vaisseaux. Chaque villosité renferme en effet une artère et une veine dépourvus de valvules s'anastomosant à leur extrémité par une ou plusieurs anses et n'étant séparées l'une de l'autre que par une très mince cloison.

III. — RAPPORTS DU PLACENTA FŒTAL AVEC LE PLACENTA MATERNEL.

Nous venons de voir ce qu'est la villosité fœtale; il nous reste à dire deux mots de la villosité maternelle, afin de pouvoir saisir les rapports qui les unissent entre elles.

Sous l'influence de la grossesse, tous les éléments

de la muqueuse utéro-placentaire s'hypertrophient; ses plis et sillons s'accroissent de plus en plus; les uns vont, pénétrant entre les villosités choriales, constituer les cloisons intercotylédonnaires; les autres, sous les noms de prolongement cotylédonnaire, de crampons de Langhans, vont avec la lame obturante de Winkler et le sinus circulaire de Jacquemier contribuer à établir entre les parties saillantes et rentrantes des deux organes contigus une sorte de pénétration réciproque.

Ce n'est pas tout encore : les glandes de cette partie de la muqueuse utérine s'allongent et augmentent temporairement de volume.

Les vaisseaux augmentent de longueur, de calibre, deviennent flexueux, formant des saillies qui remplissent les dépressions ou anfractuosités de la surface adhérente du placenta fœtal.

Les parois des capillaires sanguins de la caduque utéro-placentaire, d'abord réduits à leur endothélium doublé d'une mince couche conjonctive, s'atrophient à leur extrémité terminale, sont résorbés et disparaissent, laissant le sang s'épancher entre les villosités fœtales dans les espaces irréguliers communiquant avec les dernières divisions des artères et des veines. C'est dans ces lacs sanguins que plongeraient de toutes parts, revêtues de leur gaine épithéliale, les villosités terminées en cul-de-sac qui pénétreraient par effraction.

Enfin, dans le cours du cinquième mois, on verrait apparaître dans la sérotine des cellules à noyaux multiples, cellules géantes constituant aux villosités placentaires une véritable gaine et semblant jouer à leur égard le rôle de moyen d'union.

Les diverses modifications que nous venons de passer en revue ont été le point de départ d'un certain nombre de théories sur les rapports réciproques du placenta maternel et du placenta fœtal.

Pour les uns (Weber, Sharpey, Jassinsky), les villosités plongeraient dans les anciennes glandes de la muqueuse hypertrophiée.

Ercolani même a voulu décrire un organe glandulaire spécial, qui se développerait dans la caduque inter-utéro-placentaire.

Pour les autres, les villosités pénétreraient directement dans les veines par suite de l'usure des sinus veineux de la muqueuse intermédiaire (Coste), ou bien le sang de la mère viendrait s'épancher entre les villosités par rupture des prolongements vasculaires de la caduque. Pour d'autres, la villosité maternelle et la villosité fœtale posséderaient un épithélium propre et il existerait entre elles un certain intervalle.

Pour d'autres, enfin, la couche externe de la villosité serait en même temps la paroi des vaisseaux dilatés dans lesquels circule le sang maternel, les villosités se coiffant pour ainsi dire de la paroi des sinus qu'elles ont déprimé.

Nous laisserons à de plus autorisés que nous le soin de débrouiller l'écheveau compliqué des villosités d'un organe dont l'intrication est telle qu'on se demande encore aujourd'hui ce qui appartient à la mère et ce qui appartient au fœtus.

Nous n'entrerons donc pas dans de plus grands détails, n'ayant point à faire ici l'anatomie complète du placenta. Nous avons tenu seulement à rappeler aussi brièvement que possible ce qu'il était nécessaire de connaître au sujet du point spécial de pathologie placentaire, que nous nous sommes proposé d'élucider dans la mesure de nos moyens.

HISTORIQUE.

Nous emprunterons à Frankel (Ueber placentar Syphilis. *Archiv. f. Gyn.*, 5 B. I H.) l'historique de la question. « Astruc, le premier, en 1796, reconnut l'influence abortive de la syphilis lorsqu'elle existe chez l'un des générateurs, ou chez tous les deux, mais il n'étudia pas les altérations du placenta. » Mahou, qui le suivit, reconnut seulement que le liquide amniotique, dans le cas de fœtus mort et macéré, était trouble et fétide. Murat, en 1820, écrivit que les femmes syphilitiques étaient sujettes aux altérations et aux décollements du placenta. Il signala sur ce viscère certaines taches noirâtres, signes de décollements et d'hémorrhagies.

P. Dubois, en 1850, ne reconnut pas la valeur spécifique de ces taches; il les attribua à une lésion de la circulation placentaire. Putégnat ne croyait pas non plus à l'existence de lésions caractéristiques.

D'Outrepont était du même avis, tout en admettant l'influence de la syphilis sur la vie extra-utérine du fœtus. Simpson reconnut, au contraire, des lésions spécifiques de l'œuf et des membranes dans les cas où le fœtus était syphilitique; il y avait anémie du placenta. Lebert, en 1832, avait signalé chez les femmes atteintes de syphilis secondaires qu'il existait entre l'amnios et le chorion des granulations jaunes, d'aspect tuberculeux, qui, au microscope, paraissaient être du tubercule; mais il ne retrouva pas toujours ces lésions dans des cas semblables. Mackensie observa aussi ces granulations et des noyaux fibrineux dans un cas de syphilis, avec mort du fœtus, mais il les signala comme accidentelles.

Virchow, le premier, chercha à distinguer des lésions du placenta maternel de celles du placenta fœtal, et Bærensprung, dans trois cas, observa l'adhérence du placenta, qu'il attribua à une endométrite syphilitique, sans qu'il pût rien trouver à l'aide du microscope.

Des examens macroscopiques avec lésions furent aussi faits par Wilk, en Angleterre, et Biervliet, en Belgique, mais sans recherche histologique.

Rokitansky, qui examina beaucoup de placentas chez des syphilitiques et y signala des noyaux fibrineux, ne découvrit aucun caractère constant.

Slavjiansky et Kleinwachter observèrent six cas de fœtus mort-nés et macérés, les mères étant syphilitiques.

Dans aucun de ces cas le fœtus ne portait de lésions expliquant sa mort, mais dans tous il existait des lésions consistant en noyaux fibreux, presque toujours au nombre de deux, allant du placenta maternel jusque dans la profondeur du placenta fœtal. Ces noyaux comprenaient deux couches, l'une centrale, molle, caséeuse, jaunâtre;

l'autre, externe, ferme et grisâtre. Les villosités fœtales avaient seulement un léger degré de dégénérescence graisseuse.

Du côté maternel, on trouvait seulement des granulations jaunâtres, molles au centre.

Mayer rencontra ces lésions dans un certain nombre de cas, mais dans d'autres il ne les trouva point; il en vint à ne pas croire à des lésions spécifiques. Oedmanson crut avoir trouvé les lésions caractéristiques dans les vaisseaux du cordon consistant en athérome avec dégénérescence calcaire de la tunique interne, thrombose dans les vaisseaux collatéraux et lésions dans le placenta.

Dans cet organe il trouva soit une placentite interstitielle, soit une hypertrophie considérable des villosités fortement serrées les unes contre les autres; leur épithélium et leur tissu propre étaient enveloppés par une dégénérescence fibreuse.

Oedmanson expliqua par une gêne circulatoire produite par ces lésions la mort du fœtus.

Dans les 17 cas qu'il avait examinés, le fœtus était venu mort et macéré sans altération viscérale pouvant expliquer sa mort.

L'auteur établit des différences suivant que la syphilis a été communiquée par le coït fécondant ou qu'elle est survenue avant la conception ou après celle-ci.

Dans le premier cas, il a observé constamment l'inflammation, la sclérose et le rétrécissement de la tunique interne des vaisseaux du cordon et presque toujours la thrombose de la veine ombilicale. Lorsque la syphilis survenait après la fécondation ces lésions artérielles faisaient défaut et les lésions siégeaient surtout dans le placenta.

Birne, puis Verdier et Hennig reproduisent cette opinion.

Enfin Charpentier signale un cas de femme syphilitique ayant eu trois avortements successifs. Dans chacun d'eux le placenta présentait des points jaunâtres laissant sur un morceau de papier des taches graisseuses disparaissant par l'éther.

De toutes les questions que soulève l'étude de la syphilis placentaire, il en est une qui prime toutes les autres et qui s'impose, pour ainsi dire, au seuil même du sujet. C'est pourquoi, nous inspirant des travaux de notre cher maître, M. le professeur Fournier, nous croyons devoir faire suivre cet historique d'un exposé rapide de cet important chapitre qui s'appelle : *L'Hérédité syphilitique*.

DE L'HÉRÉDITÉ SYPHILITIQUE.

L'action héréditaire de la syphilis et son influence sur le fœtus n'est contestée par personne, elle a été étudiée par les spécialistes modernes et démontrée par des observations nombreuses et concluantes.

Les premiers symptômes apparaissent à des époques variées après la naissance ; mais dans le sein de la mère, cette diathèse peut déjà avoir réalisé des manifestations extérieures parfaitement dessinées et dans ce dernier cas elle a le plus souvent pour résultat la mort du fœtus.

Les recueils scientifiques, regorgent d'observations où l'on voit 3, 4, 5, 6 couches aboutir inévitablement, soit à la naissance d'enfants vérolés, soit à l'avortement, et l'on a vu des femmes ne mener à bien une grossesse qu'après avoir détruit ou suspendu par le mercure la diathèse qui jusque-là en entravait le cours.

La transmission se fait, soit par le père seul, soit par la mère seule, soit plus souvent par l'action des deux conjoints :

1° Le père, étant seul syphilitique au moment de la conception peut transmettre l'affection dont il est porteur au nouvel être engendré. Pour qu'il n'en fût pas ainsi, il faudrait que la syphilis échappât aux lois communes de l'hérédité, que le sperme, partie organique détachée de l'ensemble, ne participât point aux modifications affectives de l'être dont il faisait primitivement partie; mais la preuve expérimentale de cette influence est difficile à trouver. La mère étant habituellement infectée en même temps que le père et ordinairement par le père, il n'est pas toujours facile de savoir quelle voie l'hérédité a dû suivre pour se manifester.

Cependant, comme dans un grand nombre d'observations on trouve des cas parfaitement analysés où le père, encore sous l'influence syphilitique, mais sans manifestation extérieure, n'a rien pu transmettre à la mère, et où cependant des enfants sont nés syphilitiques, il faut bien admettre avec la plupart des auteurs, la possibilité de la transmission par le père seul.

Quelques médecins, tels que Vassal, Cullerier, Notta, Charrier repoussent cette conclusion et, fondent leurs opinions sur des faits dans lesquels des pères syphilitiques ont pu créer des enfants sains. Quelques nombreux que puissent être ces derniers, ils ne peuvent rien contre la loi de l'hérédité, la transmission se fait habituellement, mais elle n'est ni nécessaire ni inévitable.

2° La transmission par l'influence de la mère est moins contestée. Elle est parfaitement démontrée par l'exemple de femmes contractant la syphilis par l'intermédiaire de leurs nourrissons et procréant ainsi des enfants atteints de la même maladie en dehors de l'action du père, qui lui-même est parfaitement sain. Mais ici se présente une autre question ; quelle est l'influence de la mère infectée après la conception ?

La transmission dans ce cas paraît incontestable, elle a du reste lieu ainsi pour toutes les maladies virulentes à forme aiguë ; mais ce qui n'est peut-être pas très bien établi c'est l'époque de l'évolution syphilitique et la période de la grossesse la plus convenable à la transmission.

Il semble d'après l'avis de spécialistes et l'observation des faits que jusqu'au sixième mois la mère peut transmettre une vérole constitutionnelle acquise pendant la gestation. Mais si l'infection a eu lieu dans les trois derniers mois, il n'est pas sûr que la transmission ait lieu.

Pour M. le professeur Fournier, au contraire, cette transmission peut se faire à n'importe quelle période. La syphilis héréditaire, d'après M. Diday, n'a pas toujours la même marche ; la transmission provenant d'un même individu ne conserve pas à tous les instants la même activité. Elle a au contraire une action graduellement décroissante.

Les exemples abondent dans lesquels les symptômes apparents vont successivement en diminuant d'intensité, et la durée de la vie extra-utérine va se prolongeant jusqu'à devenir normale sur chaque nouvel enfant d'une famille entachée de syphilis.

Ces phénomènes ont lieu dans une progression on ne peut plus régulière, mais malgré le nombre des preuves cliniques identiques, il n'est pas possible, à l'exemple de M. Diday et de quelques spécialistes, de regarder cette marche comme assez invariable pour la désigner sous le nom de loi de décroissance de la syphilis héréditaire.

Les faits contradictoires ne manquent point, et M. Diday en cite lui-même des exemples qu'il ne considère, il est vrai, que comme des exceptions apparentes ; mais si les explications données par lui peuvent à toute force être acceptées, il est des cas dans lesquels elles sont insuffisantes, et à ce propos M. Garimond cite les faits suivants :

M. Johns rapporte l'observation d'une dame qui avait eu quatre enfants mort-nés, le premier à terme, le deuxième à huit mois, le troisième à sept mois, le quatrième à six mois. Le mari et la femme furent soumis à un traitement anti-syphilitique. Une nouvelle grossesse survint et se termine heureusement.

M. Dechambre, signalant l'irrégularité du fait, pense, acceptant du reste l'opinion émise par M. Diday, que le père était probablement malade, et qu'il ajoutait à chaque grossesse, par l'intermédiaire du fœtus, quelque chose à l'infection de la mère. Mais c'est là une pure hypothèse qne rien ne démontre. S'il en était ainsi, la même marche dans la manifestation de la syphilis héréditaire se reproduirait souvent, puisque le père est habituellement syphilitique. Or l'école qui s'appuie sur cette explication présente les faits de cet ordre comme tout à fait exceptionnels. De plus, en supposant cette théorie admissible, elle n'est valable que pour expliquer la naissance hâtive du deuxième enfant, la mère ayant été infectée pendant qu'elle portait le premier. Mais une fois sous l'influence virulente, comment a-t-elle pu de nouveau être contaminée à un petit intervalle une seconde, puis enfin une troisième fois? Ce serait démontrer l'existence des transmissions nouvelles pendant l'évolution d'une autre syphilis. Ce qui est tout à fait contraire aux lois de réinfection des virus en général et du virus syphilitique en particulier. La formule est donc trop hâtive et trop absolue.

DES LÉSIONS PLACENTAIRES D'ORIGINE SYPHILITIQUE.

Il est assez difficile d'exposer d'une façon précise l'état actuel de la science sur ce sujet, attendu que presque tout ce qui en a été dit se trouve publié dans des recueils périodiques, épars et disséminés. Néanmoins, grâce à de patientes recherches, grâce aussi aux bienveillants conseils de maîtres autorisés, nous sommes parvenu à un résultat sinon parfait, du moins assez satisfaisant.

En étudiant les différents travaux, tant français qu'étrangers, on est frappé d'un côté de l'esprit exclusif qu'on voit régner dans certains d'entre eux, d'un autre côté, de l'interprétation hasardeuse que l'on a donné de certains faits et des conséquences imaginaires que l'on en a tirées.

C'est pourquoi, après avoir exposé les différentes opinions des principaux auteurs dans ce qu'elles ont de vrai et d'exagéré, nous essaierons de réunir en un corps de doctrines et après discussion, tout ce qu'il est légitime d'admettre dans l'état actuel de nos connaissances.

D'après Virchow, il convient de distinguer dans les lésions placentaires d'origine syphilitique les lésions de la partie maternelle de l'œuf et celle de la partie fœtale ; le plus ordinairement celle-ci est secondaire, la véritable lésion gît dans les parties maternelles. La lésion peut se montrer sous la forme diffuse, produisant des épaississements, des indurations fibreuses, qui peuvent amener l'atrophie des villosités ou bien elle se localise ou prédomine sur un ou plusieurs cotylédons ; parfois elle est plus limitée encore ; c'est alors que l'on observe ces blocs fibreux ressemblant à de véritables gommes. Dans quelques cas ces masses fibreuses sont très vasculaires, d'où le nom d'angiomes que leur donna Ercolani. Virchow cite un cas dans lequel la lésion portait sur la caduque et était caractérisée par la présence de plusieurs produits polypiformes constitués par un tissu muqueux proliférant et très vasculaire.

Dans un autre cas, la lésion portait encore sur la caduque très épaissie, très indurée ; de la face profonde de cette caduque partaient des prolongements durs, résistants, qui pénétraient sous forme de coins dans le tissu placentaire, on distinguait dans chacune de ces tumeurs une partie corticale ou périphérique, fibreuse et grisâtre, puis une partie centrale jaunâtre, caséiforme.

En résumé, Virchow traite la question plutôt au point de vue de la caduque qu'au point de vue des lésions syphilitiques du tissu placentaire.

Frankel et Macdonald rapportent des cas où les villosités choriales étaient principalement et primitivement atteintes. Dans ces faits, elles étaient transformées en masses fibreuses, les vaisseaux, diminués de volume, étaient entourés eux-mêmes d'une zone épaisse de tissu de même nature; quant à l'épithélium qui recouvre les villosités il était également altéré. Dans ces cas, disent-ils, le père seul est infecté. Ces auteurs citent ensuite des cas où la partie maternelle était principalement atteinte, les lésions étaient alors celles que Virchow a décrites sous le nom d'endométrite placentaire. Franckel reconnaît que les lésions du placenta qu'il décrit ont été signalées par Kilian, Robin, Neumann et Ercolani, mais d'après lui les recherches de ces auteurs seraient insuffisantes. Il a donc repris cette étude et établi des catégories suivant le moment où est survenue l'infection.

Ses recherches ont été faites de concert avec Valdeyer et Kolaczek. Il a pu recueillir quinze observations de syphilis transmise au fœtus par le sperme paternel, et dans lesquelles il n'a trouvé que des lésions de villosités; celles-ci étaient hypertrophiées au point d'avoir jusqu'à trois ou quatre fois leurs dimensions normales; il était difficile de les dissocier.

Dans d'autres cas, au contraire, les mères étaient malades, les lésions étaient alors plus complexes.

Voici les conclusions auxquelles il s'est arrêté :

1° Il existe un placenta syphilitique à caractères spéciaux.

2° Le placenta syphilitique ne se rencontre que dans les cas de syphilis fœtale congénitale ou héréditaire.

3° Le siège de la lésion syphilitique du placenta est différent suivant que la mère reste saine et que le virus syphilitique est transporté directement sur l'œuf par le sperme, ou selon que la mère est également malade.

Dans le premier cas, le placenta est dégénéré, le fœtus est malade; mais ce sont surtout les villosités du placenta fœtal qui sont atteintes par la lésion, remplies de granulations graisseuses, à vaisseaux oblitérés et à revêtement épithélial épaissi ou tombé.

Au contraire, lorsque la mère est infectée, trois cas peuvent se présenter.

La mère est infectée pendant l'acte générateur en même temps que le fœtus, il peut alors se développer des noyaux de syphilis dans le placenta maternel (endométrite placentaire), mais il n'y a rien de constant.

La mère était déjà syphilitique avant la conception, ou le devient peu après la conception, le placenta a tout autant de chances de rester sain que d'être malade, et dans ce dernier cas, on observe l'endométrite gommeuse de Virchow.

La mère n'est infectée que dans les derniers mois de la grossesse, du septième au neuvième en général, il y a immunité absolue du fœtus et aucune altération du placenta.

L'infection du fœtus au passage est rare, elle n'est pas démontrée.

Depuis le travail de Franckel, plusieurs recherches ont été faites dans le sens qu'il a indiqué.

Dans son mémoire sur le placenta syphilitique (1875), Macdonald admet aussi que la syphilis peut provenir du père seul, ou de la mère seule, ou des deux ensemble.

Dans les cas d'origine paternelle, il signale des altérations des villosités ; celles-ci subissent un travail hyperplasique, leur volume est considérablement augmenté, les vaisseaux sont le point d'origine et le centre de ces lésions, et le tissu cellulaire qui les entoure prend un développement considérable. Le calibre des vaisseaux s'efface ainsi, ils s'oblitèrent, et à la suite surviennent l'atrophie et la disparition du tissu villeux.

Pendant ce temps, les autres parties du placenta sont le siège de congestion, d'épanchements sanguins.

Lorsque la syphilis est d'origine maternelle, elle s'attaque, au contraire, à la partie maternelle du placenta ; il existe une hyperplasie des éléments de la caduque, amenant la compression et l'atrophie des villosités; c'est l'endométrite de Virchow et de Slawiansky.

Lorsque la syphilis provient des deux générateurs, les deux modes de lésions se rencontrent. Voici les conclusions de l'auteur :

1° Un grand nombre de maladies utérines à la suite d'une altération placentaire sont d'origine syphilitique, et la mort du fœtus est la suite d'une anhématosie progressive, sous l'influence des altérations.

2° Les lésions créées par la maladie donnent au placenta une apparence de pâleur et augmentent son volume.

Dans ces cas, on s'est parfois mépris et on a cru à une dégénérescence graisseuse. Cette méprise est facile à éviter à l'aide du microscope et des réactifs chimiques.

3° Les seuls remèdes efficaces sont les médicaments antisyphilitiques.

Nous réservons notre appréciation touchant les conclusions que ces auteurs ont cru devoir tirer des cas où la partie maternelle du placenta était seule altérée ; mais nous considérons comme complètement démontrée, la fréquence des altérations fibreuses diffuses du placenta dans les faits d'avortements ou d'accouchements prématurés, dans le cours de la syphilis. C'est là un fait qui explique les délivrances si pénibles que l'on observe si souvent chez les femmes syphilitiques.

Un récent travail de Saxinger vient d'être publié à Tubingue, sur la question qui nous occupe.

Notre maître, M. le Dr Charpentier, résume ainsi (Archives de Tocologie, 1885) les conclusions de l'auteur :

1° Il existe une syphilis placentaire qui, dans bon nombre de cas, est reconnaissable, même à l'examen microscopique.

2° La syphilis placentaire accompagne la plupart

du temps la syphilis fœtale. Elle peut également se rencontrer dans le cas de syphilis maternelle avec un enfant sain.

3° Le placenta peut être malade dans un de ses lobes pris isolément, et dans toute son épaisseur, ou bien seulement dans sa partie fœtale ou sa partie maternelle.

A. Si la mère a été infectée par le coït fécondant, on trouve, avec la syphilis fœtale, le placenta plus ou moins malade dans toutes ses parties. Ordinairement, les vaisseaux ombilicaux sont eux-mêmes malades.

B. Si la mère n'est pas infectée, la plupart du temps, outre la syphilis fœtale, on trouve seulement le placenta fœtal et le cordon malades. Pourtant le processus morbide peut s'étendre jusqu'au placenta maternel, et infecter la mère par répercussion intra-utérine.

C. Si la mère a été infectée peu de temps avant la conception, si la mère a été fécondée par un homme sain avant l'explosion des phénomènes généraux, et si elle a subi un traitement pendant la grossesse, on peut voir naître un enfant sain. Dans ces cas, la partie maternelle du placenta est généralement la seule malade.

D. Si la femme avait été infectée longtemps avant le coït fécondant, ordinairement c'est le placenta seul qui est malade. Sous l'influence des progrès du processus morbide, le placenta fœtal et tout le placenta peuvent être pris à leur tour, et le fœtus participe à l'infection si, par suite des troubles subis par sa circulation, il ne succombe pas.

E. Si la mère est fécondée par un homme sain et si elle n'est infectée que tardivement, on trouve, malgré l'immunité du fœtus, le placenta maternel toujours malade quoique légèrement. Lorsque la mère est syphilitique, le placenta, comme le signale Franckel, ne peut être indemne que lorsque la mère a été infectée à une époque très rapprochée de l'accouchement.

4° Il n'est pas prouvé d'une façon certaine, qu'une femme puisse être infectée par le passage d'un enfant syphilitique à travers le canal génital, pas plus que le fœtus ne peut être atteint de la syphilis pendant le travail de l'accouchement.

5° L'expérience démontre que les enfants conçus pendant les premières années d'une syphilis acquise ou mal traitée des parents, meurent pendant la vie intra-utérine, ou naissent non viables ; un traitement mercuriel bien dirigé peut pourtant interrompre à toute époque la transmission, ou la maintenir à l'état latent pendant des années.

Si la syphilis reste ainsi à l'état latent dans quelque organe, on peut, après un traitement mercuriel approprié, voir naître des enfants sains, et, plus tard, d'autres enfants syphilitiques.

Nous devons à l'obligeance de M. de Sinéty de pouvoir indiquer le résultat de ses recherches sur un grand nombre de placentas provenant de mères manifestement syphilitiques. Dans tous les cas, il n'a pas rencontré de lésions, mais lorsque le délivre était malade, les altérations ont toujours été les mêmes. Les placentas présentaient des cotylédons ou des portions de cotylédons transformés en masses dures, résistantes et d'une coloration jaunâtre.

A la coupe, on pouvait apercevoir des points plus jaunes et moins résistants. Ces parties altérées, durcies dans la gomme et l'alcool, puis colorées par le picro-carmin, ont été examinées au microscope avec un faible grossissement. M. de Sinety a constaté tout d'abord l'hypertrophie des villosités qui avaient doublé ou triplé de volume. Dans ces cas, on peut rencontrer des villosités saines à côté de celles qui ont subi l'hypertrophie.

Ces villosités, examinées dans leurs détails, présentent les caractères suivants : la couche de revêtement est très nette. Elle paraît épaissie. En dedans de cette couche, on constate une masse de tissu fibreux, au milieu de laquelle on aperçoit un ou plusieurs vaisseaux avec l'aspect qu'on leur trouve dans la dégénérescence fibreuse.

Celle-ci est assez avancée par places pour que l'on ne reconnaisse plus de traces de vaisseaux. En faisant courir la préparation sous le champ du microscope, on trouve çà et là des îlots de granulations qu'on reconnaît appartenir à la dégénérescence caséeuse. Cette coïncidence des deux altérations fibreuse et caséeuse se retrouve dans les gommes syphilitiques, notamment dans les gommes du foie qui présentent le même aspect.

La syphilis ne peut donner que de la syphilis ; le cachet spécial qu'elle imprime à ses lésions dans les divers viscères se trouve constamment le même si l'on veut bien tenir compte de la différenciation organique régionale.

En résumé, l'examen des placentas altérés provenant des mères syphilitiques a constamment démontré à M. de Sinéty trois points importants.

L'hypertrophie de la villosité, sa dégénérescence fibreuse des îlots caséeux. De plus, M. de Sinéty affirme qu'il n'a jamais rencontré cet ensemble d'altérations en dehors de la syphilis.

Cette manière de voir a reçu sa confirmation dans deux cas que nous allons rapporter.

Dans le premier cas, une dame ayant eu trois grossesses terminées par l'avortement entre le troisième et le quatrième mois, M. de Sinéty, appelé, put examiner le placenta ; l'examen microscopique démontra que, dans certains points, les villosités étaient hypertrophiées, atteintes de dégénérescence fibreuse, avec quelques îlots de dégénérescence caséeuse. M. de Sinéty soupçonna la syphilis, mais ni les commémoratifs, ni l'examen du père et de la mère ne firent rien découvrir. Malgré ce résultat négatif, un traitement spécifique fut institué peu après, une grossesse survint et se termina à terme par la naissance d'un enfant vivant.

Dans un autre cas, un médecin envoya au collège de France un placenta provenant d'un avortement. MM. de Sinéty et Malassez trouvèrent les mêmes lésions que précédemment et pensèrent à la syphilis. Cette hypothèse, communiquée au médecin traitant, fut repoussée énergiquement (il s'agissait d'un des grands noms de France). Les antécédents des époux, l'examen sérieux qu'il avait fait contredisaient toute idée de vérole. Néanmoins, il tenta un traitement spécifique et, peu après, la mère accouchait d'un enfant vivant, après une grossesse normale.

Nous venons de voir quels sont les partisans de la doctrine des lésions placentaires d'origine syphilitique ; il nous reste maintenant, pour compléter notre étude, à mettre en parallèle les opinions de la partie adverse, afin de pouvoir mieux juger la part de vérité ou d'erreur qui y sont contenues.

Pour ces auteurs, les altérations du placenta et des membranes sont des lésions vulgaires qui ne paraissent pas spéciales à la syphilis.

Braxton Hicks, Strassmann disent avoir rencontré les lésions précédemment décrites chez des femmes absolument saines.

Goschler a montré un cas où des lésions analogues existaient sans que le père ni la mère fussent atteints de syphilis, et, à la séance du 18 mai 1876, de la New-York Academy of médecine, le Dr Leale a émis cette conclusion que les lésions du placenta en tout analogues à celles décrites plus haut, reconnaissent pour cause aussi bien la pthtisie pulmonaire, la scrofule que la syphilis.

M. Després ne croit pas à cette influence de la

syphilis sur le placenta. Pour lui, les lésions seraient produites non par la syphilis, mais par le traitement mercuriel.

Dans la séance du 5 août 1879, de l'Académie de médecine, M. le professeur Depaul protesta énergiquement contre la spécificité de ces altérations, faisant observer que dans le cas rapporté par M. Hervieux (il s'agissait de tumeurs fibro-caséeuses comparables aux gommes syphilitiques du foie), l'infection de la mère n'étant survenue qu'au cinquième mois de la grossesse, il était extraordinaire que le placenta présentât de 15 à 18 gommes de la grosseur d'une noisette, alors surtout que l'enfant expulsé ne portait aucune lésion et n'était pas amaigri (il pesait 3 kil. 550).

M. Depaul repousse l'interprétation de M. Hervieux, demeurant convaincu que les lésions fibro-graisseuses, si communes dans les placentas, ont été méconnues et prises pour les lésions que vient de décrire M. Hervieux.

M. Brébant (Soc. méd. de Reims, 6 juin 1877) présenta un cas analogue : il s'agissait d'un placenta provenant d'une femme syphilitique, dans lequel se trouvaient 7 ou 8 petites tumeurs, contenant une substance gélatineuse, qui furent décorées du nom de kystes placentaires.

M. Verdier, dans sa thèse inaugurale, dit que M. Tarnier lui a avoué qu'ayant observé depuis deux ans, mais à l'œil nu seulement, tous les placentas des femmes syphilitiques qui accouchaient dans son service de la Maternité, il n'a jamais rencontré de lésions apparentes, si ce n'est un peu de décoloration et d'anémie. Nous ignorons qu'elle est l'opinion du professeur Pajot; en tout cas on voit combien rares sont, en France, les partisans des lésions placentaires, et cependant, si M. Cornil n'a jamais rien trouvé de particulier dans les placentas syphilitiques provenant de la maternité, M. Damaschino a trouvé sur les placentas syphilitiques, recueillis par M. Charpentier à la Clinique, les lésions caractéristiques, lésions observées par nombre d'observateurs, parmi lesquels nous devons citer MM. Robin, Malassez, de Sinéty, Hutinel, Boussi, etc., etc.

M. Malassez a bien voulu mettre sous nos yeux un certain nombre de préparations de placentas syphilitiques et constamment nous avons été à même de vérifier l'exactitude des descriptions précédentes.

Nous devons dire qu'à l'étranger même de vives critiques ont été faites aux partisans de l'affirmative; en Angleterre, par exemple, quelques protestations se sont élevées contre les idées de Franckel.

Nous ne citerons que Lawson Tait qui s'élève vivement contre cette tendance de généralisation.

« C'est une mode, surtout en Allemagne de découvrir de nouvelles lésions syphilitiques... La méthode du docteur Franckel est bien simple. Il admet comme vrai que Wagner a établi que les soi-disant, ostéo-myélites congénitales sont nécessairement de nature syphilitique. De plus, il accepte, ce que nous savons tous, que les femmes syphilitiques ou mariées à des maris syphilitiques, ont des fausses couches fréquentes. Alors il conclut tout bonnement que toutes les femmes qui ont eu deux ou trois fausses couches, et dont les placentas ont présenté quelque altération, sont syphilitiques et décrit comme telles les altérations observées. De telles argumentations sont aisées, mais elles n'entraînent par la conviction ».

Nous ajouterons que Franckel et Macdonald regardent comme démontré, que le fœtus peut-être syphilitique de par son père, la mère restant saine. Nous ne voulons pas renouveler ici les grandes discussions des syphiliographes.

Un certain nombre d'auteurs, MM. Langlebert, Mireur, Ouvre, Jacquemet, Jullien, soutiennent que lorsqu'un enfant naît syphilitique, la mère est toujours infectée.

Ils s'appuient sur ce qu'aucun fait n'a encore renversé la loi de Colles : «Un nouveau-né affecté de syphilis héréditaire ne peut communiquer la syphilis à sa mère, tout en étant capable d'infecter une nourrice étrangère. »

Wolf a, en effet, publié dans le Contralblatt für Gynœkologie (mai 1880), 28 observations de syphilis héréditaire. Dans aucun de ces cas, la mère n'était restée saine. Il est vrai, d'un autre côté, qu'un grand nombre d'observateurs, parmi lesquels nous citerons MM. Depaul, Ricord, Fournier, Diday, Vidal, sont convaincus de l'influence de la syphilis paternelle sur le fœtus.

Tout en admettant cette manière de voir, on se heurtera à de nombreuses difficultés en abordant le terrain de la clinique; un sujet infecté peut, au moment où on l'examine, ne présenter aucune lésion. Ne voit-on pas des malades portant des accidents tertiaires sans s'être jamais douté de leur vérole?

Avant de présenter une classification des lésions placentaires suivant la provenance de la syphilis, il faudrait pouvoir établir la part des deux générateurs et prouver que l'un est sain, tandis que l'autre est infecté; ce qui, dans bien des cas, est à peu près impossible.

D'après Franckel et Macdonald, lorsque la syphilis provient de la mère, les lésions doivent se rencontrer du côté de la sérotine, et cependant des cas ont été cités, entre autres dans la thèse de M. Boureau (1879, p. 33), dans lesquels, la mère seule étant infectée, les lésions furent bornées aux villosités choriales.

On peut cependant retenir des recherches d'Oedmanson, de Franckel et de Macdonald, que dans des cas de syphilis, le placenta a présenté des lésions consistant dans une hypertrophie générale des villosités, avec dégénérescence fibreuse du stroma conjonctif, les vaisseaux étant oblitérés, et dégénérescence graisseuse de l'épithélium. Dans d'autres cas, au contraire, les villosités ont été trouvées atrophiées, mais il y a loin de la constatation d'un fait à l'établissement d'une théorie générale. D'un côté la syphilis ne produit pas fatalement ces lésions, l'observation clinique le prouve ; d'un autre côté elle ne serait pas seule, d'après certains auteurs, à produire des lésions semblables.

Il est évident que lorsqu'une femme est en puissance de vérole, le placenta n'est pas, par cela même, à l'abri de toutes les autres causes d'altération.

La syphilis ne préserve pas des maladies qui peuvent atteindre l'homme sain, et il ne faut pas confondre les lésions syphilitiques avec celles qui surviennent chez un syphilitique, ces dernières pouvant ne pas différer de celles qu'on observe chez un sujet non infecté. Et cependant, si l'existence de lésions syphilitiques n'est pas encore démontrée, il suffit de regarder un placenta résultant d'un avoirtement chez une syphilitique, pour reconnaître qu'il ne présente pas l'aspect d'un placenta normal. Par quel mécanisme se produisent ces modifications placentaires ?

La syphilis agit-elle primitivement sur le placenta et secondairement sur le fœtus ou réciproquement ? La question est délicate et les termes de ce problème sont nombreux, en effet, les affections utérines préexistantes, faits si fréquents dans le cas de syphilis, peuvent devenir l'origine de troubles nutritifs dans le placenta. C'est à cette origine que doit être attribuée l'endométrite placentaire de

Virchow. Mais il n'est pas irrationnel d'admettre que, par suite de l'état particulier dans lequel se trouve la femme syphilitique, ou l'œuf infecté, les altérations placentaires puissent se produire.

D'après Verdier, le caractère distinctif de la syphilis placentaire serait l'inflammation des branchies des artères ombilicales avec épaississement et oblitération consécutives; la lésion consisterait donc en une dégénérescence primitive des vaisseaux du placenta fœtal par suite d'une artérite syphilitique; pour d'autres l'altération du placenta serait consécutive à une altération spécifique du foie fœtal.

Pour d'autres encore, la lésion se propagerait par les voies lymphatiques. Or, jusqu'à présent, il en est des lymphatiques du placenta comme de ses nerfs; ils sont encore à découvrir.

Il est probable que le siège primitif de la lésion réside dans le tissu périvasculaire. Mais ce qu'il importe de savoir, c'est qu'à l'état normal, ce tissu périvasculaire apparaît avec des aspects différents, suivant que l'on tombe sur des travées primitives ou secondaires. Les grosses travées diffèrent par leur structure, de celles plus petites; dans les premières on remarque que les vaisseaux assez volumineux en eux-mêmes n'en occupent qu'une faible portion; le reste n'est constitué que par un bloc de tissu fibreux. Plus les villosités sont petites plus le tissu fibreux se raréfie et à sa place on voit apparaître du tissu muqueux, plus aussi, les vaisseaux paraissent larges par rapport au diamètre des villosités. Un certain nombre de petites villosités semblent dénuées de vaisseaux ou n'ont que des vaisseaux qui paraissent comblés par un tissu d'apparence épithéliale encore peu étudié ; c'est là ce qu'on observe dans les placentas sains.

Or nous pensons que l'on peut ainsi interpréter ces différences : les grosses travées nous paraissent être les portions les plus anciennes des villosités, le tissu fibreux y a remplacé le tissu muqueux ; les plus petites, celles qui ne sont constituées que par du tissu muqueux, sont des villosités plus jeunes, et en voyant les travées de volume moyen dans lesquelles, côte à côte, se trouvent du tissu fibreux et du tissu muqueux, nous assistons à l'évolution de ce dernier tissu.

L'aspect de la coupe du placenta variera donc beaucoup suivant les points que l'on examinera ; car, si l'on prend pour objet d'études les portions périphériques ou bien une partie adjacente à la face fœtale, l'élément fibreux dominera toujours et cela dans les placentas qui ne sont nullement malades. Si, au contraire, on prend un cotylédon central l'élément muqueux existera presque seul. La dégénérescence fibreuse du placenta est le résultat de la transformation de la gélatine de Warthon en tissu fibreux. Si le tissu fibreux se trouve en assez grande abondance, c'est qu'auparavant il y avait eu excès du tissu muqueux. Dans les cas où lra tansformation fibreuse est diffuse, primitivement, il y avait une prolifération myxomateuse diffuse.

Dans ceux où le tissu fibreux forme des masses isolées, le tissu muqueux auparavant formait des masses circonscrites. Ces lésions nous paraissent être la cause des avortements et des accouchements prématurés que l'on observe dans les cas où la mère est infectée de la syphilis. Si ces altérations sont très prononcées dès le début, l'avortement ovulaire aura lieu ; moins elles seront considérables, plus la grossesse aura de chances à parvenir à son terme normal.

Dans l'observation I, l'accouchement est prématuré et l'examen du placenta a montré des lésions plus accentuées, surtout sur la partie fœtale ; aussi trouve-t-on naturellement l'enfant, après une vie intra-utérine de huit mois et demi, avoir l'apparence d'un fœtus de sept mois ; c'est que par le fait des modifications survenues du côté de villosités choriales, il s'est produit une véritable anhématosie du fœtus.

Les lésions placentaires, en effet, produisent souvent l'avortement en détruisant la vie chez le fœtus qui, devenu corps étranger, ne tarde pas à être expulsé ; aussi le plus souvent dans les cas d'accouchement prématuré chez les syphilitiques, l'enfant est mort, ou, s'il vit, il est bien plus faible qu'à l'ordinaire.

Nous donnons à la fin de notre thèse les quelques observations que nous avons pu recueillir dans le cours de nos différentes recherches, attendu que les choses de clinique ne se jugent pas par des a priori, mais par des faits. Ces observations sont extrêmement rares. Peut-être trouverait-on un plus grand nombre de faits si ceux qui prennent les observations avaient soin d'interroger les femmes au point de vue des antécédents syphilitiques. M. Bustamante dit avoir trouvé dans les bulletins de la Clinique deux cas d'altération placentaire coïncidant avec des accidents syphilitiques, l'un en 1858, l'autre en 1860. Comme on le voit, on s'est peu préoccupé de cette question en France, et il en est des syphilides placentaires qui ont été prises pour des lésions banales, comme des syphilides du col, qui sont prises tous les jours pour des ulcérations vulgaires de métrite granuleuse, erreur qui constitue un véritable danger social. Nous sommes persuadé que ce danger n'existe pas moins relativement au placenta ; aussi, malgré le respect que nous impose une autorité aussi compétente que celle de M. Tarnier, nous ne pouvons accepter ses opinions trop absolues.

De l'exposé que nous venons de faire nous tirerons seulement ces conclusions :

1° L'existence de lésions placentaires dans le cours de la syphilis est indéniable, mais elle n'est ni nécessaire ni inévitable.

2° Dans un certain nombre de cas on a pu constater l'hypertrophie des villosités avec dégénérescence fibreuse du stroma conjonctif et oblitération des vaisseaux coïncidant avec quelques îlots de dégénérescence graisseuse.

3° Dans le cas où la grossesse n'arrive pas à son terme, on trouve des lésions du placenta et des membranes d'autant moins marquées que la délivrance a eu lieu plus près du terme régulier.

4° L'administration du traitement spécifique peut permettre de porter un fœtus à terme et vivant, à des femmes qui, jusque-là, n'ont eu que des avortements successifs.

OBSERVATIONS.

Observation I.

Marie V....., 20 ans et demi, entrée le 8 octobre 1879, salle Sainte-Marie, n° 32, Lourcine, service de M. Nicaise. Réglée d'une façon assez irrégulière ; ni fausses couches, ni accouchements antérieurs à cette première grossesse qui date actuellement de 7 mois et demi ; elle a contracté, il y a trois mois, un chancre induré suivi de manifestations syphilitiques. Le 30 octobre, accouchement par le siège d'un fœtus non à terme qui succombe après deux ou trois inspirations, malgré une insufflation prolongée. Le placenta se décolle au même moment que l'enfant sort ; pas d'hémorragie consécutive, suites de couches normales.

Le fœtus semble n'avoir que sept mois. Le placenta présente des blocs d'aspect fibreux, et à l'examen histologique on trouve les villosités choriales non pas diminuées de volume, mais beaucoup plus grosses qu'à l'état normal.

Seules les travées primitives et secondaires sont transformées en blocs fibreux avec des vaisseaux petits. Dans les plus petites villosités les vaisseaux sont oblitérés et le tissu muqueux existe (1).

Observation II.

(Communiquée par Bar).

Jeanne X..., âgée de 22 ans, salle Saint-Alexis, Lourcine, Entrée le 4 juillet 1877. Syphilitique, plaques muqueuses de

(1) Thèse de Boureau, Paris, 1879, observation communiquée par Capitan.

la vulve très nombreuses et végétations, vaginite ; plusieurs cautérisations au nitrate d'argent ont été faites sur le col et la muqueuse vaginale ; traitement mercuriel n'ayant commencé que quinze jours avant la grossesse.

Enceinte de sept mois. Les douleurs ont commencé depuis le 22 juillet ; l'accouchement se fait en position sacro-iliaque droite postérieure. Enfant mort depuis longtemps ; l'épiderme est macéré, délivrance très pénible ; au bout d'une heure et quart extraction artificielle d'un placenta incomplet.

Les cotylédons sont gris, durs, ils semblent atteints de dégénérescence graisseuse et fibreuse à la partie supérieure du placenta, foyers hémorrhagiques assez volumineux.

Fœtus syphilitique ; il présente comme lésions, des ganglions mésentériques très volumineux, ce que nous avons déjà remarqué plusieurs fois chez des fœtus syphilitiques.

Observation III.

(Communiquée par Bar).

La nommée A..., âgée de 22 ans, salle Saint-Alexis, n° 8, Lourcine. Malade syphilitiqne, accidents secondaires, plaques muqueuses végétantes sur les grandes lèvres ; plaques dans la bouche et la gorge.

Le 7 juillet 1877, accouchement à terme en O. I. G. A., d'un enfant bien portant ; pas de traces de syphilis, travail de deux heures. Une heure après le placenta est encore adhérent, une hémorrhagie se déclare, délivrance pénible. On est obligé de décoller la partie supérieure du placenta très adhérente, hémorrhagie consécutive cédant à l'ergot de seigle. Dans ce cas il n'y avait pas manifestement d'inertie utérine.

Observation IV.

(Communiquée par Bar).

D..., 21 ans, entrée le 8 octobre 1879, salle Sainte-Cécile, n°4, hôpital Saint-Antoine, n'a pas eu de fausses couches et se trouve actuellement enceinte pour la deuxième fois. Premier accouchement en mai 1878. Enceinte de six mois. Origine de la syphilis inconnue; mais n'a présenté de plaques muqueuses que huit jours avant son entrée. Accouchement normal à terme le 1er novembre; insertion marginale du placenta. Enfant sain.

Observation V.

Le 16 juin 1875 entre à la salle d'accouchements de l'hôpital Saint-Eloi (service de M. le professeur Dumas), la nommée L..., couturière, née à Montpellier, âgée de 23 ans, non mariée, elle est d'une bonne constitution. Les règles ont apparu à l'âge de 15 ans et demi et sont venues régulières et abondantes avec une durée de six jours par mois. Leur dernière apparition date du 18 octobre dernier et l'époque première de la grossesse peut être rapportée à ce même mois d'octobre.

Les règles étaient habituellement difficiles, précédées, pendant deux ou trois jours, de douleurs dans les reins qui disparaissaient dès que l'écoulement était établi.

Dans l'intervalle, L... avait des pertes blanches sans douleur, avec conservation de l'appétit.

Le 31 juillet 1874, il y avait eu déjà un avortement à trois mois, la perte sanguine avait continué pendant un mois. La grossesse actuelle a été accidentée par des vomissements répétés, qui ont débuté au commencement de novembre et se sont continués jusqu'à l'époque actuelle. Ils avaient lieu soit le matin à jeun, soit après le repas ; le lait était surtout vomi, le bouillon était pris avec plaisir, mais rendu deux heures après ; c'étaient les légumes qui excitaient le plus le vomissement, les fruits étaient mieux supportés.

Comme hérédité, la mère de L... a eu neuf enfants ; un seul est né avant terme, il a vécu cinq semaines ; sa grand'mère maternelle a eu sept enfants qui ont tous vécu.

Interrogée sur ses antécédents, L... nie toute espèce d'accidents syphilitiques, tels que manifestations cutanées, maux de gorge. Actuellement elle ne présente rien de suspect. L'accouchement se fait heureusement, l'enfant est du sexe féminin ; faible, chétif, il présente aux faces dorsale et placentaire des pieds de larges vésicules remplies d'une sérosité transparente. Le poids est de 1,650 grammes ; longueur totale, 43 cent. ; du sommet à l'ombilic, 26 cent. ; de l'ombilic aux talons, 18 cent. La tête présente les dimensions suivantes : diamètre O. F., 9 cent. et demi ; O. M., 11 cent. ; Bip., 7 cent. 3 ; sous-O. breg., 8 cent. et demi ; le diamètre bi-acrom mesure 9 cent.

D'après les mesures précédentes et les renseignements de la femme, le fœtus serait arrivé au huitième mois. Le cordon, dans les parties rapprochées de l'enfant, jusqu'à une distance de douze centimètres, est volumineux, induré, d'une coloration jaunâtre ; pressé entre les doigts, il résiste fortement. La surface de section a un aspect lardacé. Du côté de son implantation sur le placenta (implantation centrale) il est mince et a sa couleur normale.

Le placenta est rond, d'un diamètre de 13 cent. 1/2, et ne présente pas de caillots fibrineux.

Les vaisseaux sont peu développés ; les cotylédons, au contraire, sont deux tiers au moins plus volumineux que d'habi-

(1) Thèse J.-R. Lefour, Montpellier, 1875.

tude; pressés entre les doigts, ils se résolvent en une bouillie épaisse semblable à de la chair musculaire râpée.

Sur le placenta maternel, quelques granulations fibroïdes, irrégulières, rien dans les parois des vaisseaux capillaires. Les modifications portent probablement sur le tissu lamineux. L'enfant, né chétif, refuse de prendre le sein. Les vésicules signalées plus haut passent à l'état de pustules, et l'enfant meurt trois jours après sa naissance.

A l'autopsie, on trouve un peu de liquide dans le péritoine et un épaississement de la capsule de Glisson. Les autres organes sont sains. Quoique la mère ait nié toute espèce d'antécédents syphilitiques, il nous semble difficile de ne pas croire à une syphilis chez le fœtus, caractérisée par les vésico-pustules et l'état maladif de celui-ci, et, après la mort, par l'épaississement de la capsule de Glisson.

Cette syphilis pourrait être rapportée à deux causes :

1° A une syphilis inavouée de la mère ;

2° A une syphilis du père sans que la mère eût été contaminée.

Observation VI.

Byrne. Société obstétricale de Dublin, 1865. *Dublin quarterly Journal of médical Science,* 1865, t. XL, p. 464.

Femme syphilitique; accouchement à terme; dégénérescence du placenta.

Le 7 novembre 1868, je fus appelé pour voir une dame arrivée d'Angleterre; mariée depuis quelque temps, elle était enceinte et se plaignait de quelque dérangement dans sa santé. La grossesse remontait, d'après ses calculs, à six mois environ; mais on ne pouvait en préciser l'époque exacte, ayant oublié la date de la dernière menstruation. Pourtant, d'après l'examen du ventre, la situation de l'utérus remontant jusqu'à l'ombilic, ayant trouvé de plus les bruits du cœur parfaitement distincts, je pensai qu'il s'agissait, en effet, d'une grossesse de six mois.

Mme X... avait joui, d'ailleurs, d'une parfaite santé jusqu'à une époque qu'elle fixe à deux mois environ avant ma visite. Elle a ressenti alors des douleurs lancinantes dans le vagin et à l'anus, où se manifestent de petites tumeurs qu'elle pense être des hémorrhoïdes. Elle accuse, en outre, un malaise général. Une érosion à la narine droite ayant attiré mon attention, je découvris, sur les tonsilles, un ulcère caractéristique. Les grandes lèvres et le pourtour de l'anus étaient couverts de tubercules syphilitiques. Quelques taches amincies existent sur les bras et les jambes.

J'étais désormais fixé sur la nature de l'accident, et je communiquai mes impressions au mari de la malade. Elle affirma qu'elle n'avait jamais eu ni chancre, ni écoulement, mais que quatre ans avant son mariage, elle avait souffert d'un bubon qui céda au traitement sans qu'il apparût de phénomènes secondaires ni tertiaires. Un chirurgien qu'elle consulta avant son mariage lui conseilla, par précaution, un traitement mercuriel qu'elle suivit.

Dans le temps où je la vis, elle ne présentait aucune trace d'infection syphilitique. Il s'agissait donc d'un cas dans lequel la maladie avait été communiquée à la mère d'une façon indirecte, sans doute, par l'intermédiaire du fœtus, car je n'avais aucune raison de suspecter la véracité du mari.

Un traitement mercuriel fut ordonné, puis l'iodure de potassium, les toniques, et vers le 6 décembre, toute trace de vérole avait disparu. La santé se maintint bonne jusqu'à l'accouchement. Il eut lieu le 27 janvier, à Kingstown, la malade mit au monde un enfant mort-né. La mort paraissait remonter à trois semaines, époque à laquelle avaient cessé les mouvements fœtaux. Il n'y eut rien de remarquable dans le travail, ni dans l'accouchement (présentation du sommet). La convalescence fut parfaite. Le placenta est un peu moins volumineux qu'à l'état normal. L'aspect de la surface utérine me frappa particulièrement, bien que l'organe parût avoir sa consistance habituelle. Cette surface était lisse, luisante et graisseuse. Une section pratiquée montra que l'altération occupait presque toute l'étendue de l'organe. Je n'avais jamais observé une dégénérescence graisseuse du placenta aussi complète, bien que j'eusse vu plusieurs cas de dégénérescence partielle, et je ne me souviens pas qu'aucun des faits de transformation que j'ai observés aient été assez complets pour me permettre d'attribuer à cette altération la mort du fœtus ou, réciproquement, pour la considérer comme un résultat de cette mort; la pièce a été examinée au microscope par mon ami E. d'Ergans, qui a constaté l'état ordinaire en pareil cas.

INDEX BIBLIOGRAPHIQUE.

ALBERT. — Thèse Paris, 1878.

Arch. gén. de méd., 1879, t. IV. p. 367.

ASTRUC. — De Morbis Venereis, 1796.

BAILLY. — Gaz. des hôp., 1870.

BARENSBRUNG. — Die hereditaire Syphilis, 1864.

BLOCK. — Thèse Breslau, 1869.

BOUREAU. — Thèse Paris, 1879.

BRACHET (L.). — Des maladies du placenta et de leur influence sur la vie du fœtus. Journ. gén. de méd., 1828, et Revue médicale.

BRAITHWAITES. — Retrospect. of med., t. XLIV, 1861, p. 251.

BUFFEY. — Des maladies du placenta. Th. doct., Paris, 1853.

Bull. de l'Acad. de méd., t. VIII, 880.

BUSTAMANTE (F.-E.). — Études sur le placenta (anatomie, physiologie, pathologie). Th. doct., Paris, 1868.

Bustaresco (M.) — Th. doct., Paris, 1867.

Carus. — Gemeinsame deutsche Zeitschrift für Geburtskunde, 1827, t. I, p. 616.

Charpentier (L.-A.-A.). — Traité pratique d'accouchement, t. I, p. 865.

— Des maladies du placenta et des membranes. Thèse d'agrégation, 1869,

— Archives de tocologie, Des maladies des femmes et des enfants nouveau-nés. Juin 1885.

Cauwenberghe. — Anatomie, physiologie et pathologie du placenta. Bruxelles, 1871.

Cayla. — Thèse Paris, 1849.

Desormeaux et **P. Dubois.** — Dictionn. méd. 30 vol. Paris, 1840, t. XXI, art. Œuf humain (pathologie).

Diday. — Traité de la syphilis des nouveau-nés.

Drouadaine. — Thèse Paris, 1866.

Duchamp (V.). — Des altérations des villosités choriales. Thèse agrég., Lyon, 1880.

Ercolani. — Sull' unita del tipo anatomico della placenta nei mammiferi, etc. Memorie delle mallattie della placenta, Bologna, 1871.

— Sulle alterazioni pathologiche portate. Della Sifilide della placenta umana, Bull. d. sc. med. di Bologna, 1883, 6e s., XI, 217-272, pl. I.

— Syph. disease of the placenta, by Ercolani. Arch. of derm., 1876, p. 366,

Fournier. — Leçons sur la syphilis chez la femme. Syphilis et mariage.

Franckel. — Ueber placentar Syphilis. Arch. für Gynæcologie, Band V. Berlin, 1873 ; — Med. Times, 1873, t. I, p. 500 ; — Lyon méd., 1873, t. XIII, p. 315 ; — British med. chir. Review, 1873, t. LII, p. 921.

Garimond (E.). — Traité théorique et pratique de l'avortement, considéré au point de vue médical, chirurgical et médico-légal.

Gaz. hebdom., 1879, p. 510.

Gaz. méd. Paris, p. 413.

GOUBERT. — Thèse doct. Paris, 1878.

HAYEM. — Revue des sciences méd., t. VII, p. 240.

HAYES. — Fœtus and Placenta from a syphilitic subject. British med. Journ., 1875, t. II, p. 540.

HENNIG. — Studien über den Bau des menschl. Plac. und über ihre Erkrankungen. Leipzig, 1872.

HERVIEUX. — Syph. of the placenta. Arch. of derm., 1880, p. 103; — British med. Journ., 1879, t. II, p. 550.

HUDSON. — Utero placental infection. Arch. of derm., 1880, p. 314.

JÆGER (TH.-W.). — Maladies du placenta, th. doct. Strasbourg, 1845, et Arch. gén. de méd., 1846, 4e série, t. XII, p. 102.

Journ. de méd. et de chir. prat., 1879, p. 421.

JOSEPHSON (CH.). — Étude sur le placenta et ses maladies, thèse doct. Paris, 1873.

LAWSON TAIT. — Transactions of the obstetrical Society of London, t. XVIII, p. 326, 1876.

LEBERT (H.). — Placentas provenant de femmes syphilitiques. Comptes rendus de la Société de biologie, 1850, t, II, p. 127.

LEALE CHAS. — Arch. of derm., 1877, p. 179.

LEFOUR (J.-R.). — Contribution à l'étude du placenta (anatomie, physiologie, pathologie). Montpellier, th. doct., 1875.

LIBER. — Th. doct. Paris, 1874.

Lyon méd., 1879, t. XXXII, p. 18.

MACDONALD. — Syphilitic placenta. British med. Journ., 21 août 1875, t. II, p. 234.

MACKENSIE. — Association medic. Journal, 1854.

MILLET (G.). — Rerherches sur quelques points d'anatomie, de physiologie et de pathologie placentaire. Th. doct. Paris, 1861.

MURAT. — Dictionn. des sciences méd. en 60 vol., art. Placenta.

OEDMANSON. — Nord med. Archiv, I.

Progrès médical, 1879, p. 626. (Discussion Depaul et Tarnier.)

ROBIN (CH.). — Note sur les altérations du placenta. Arch. de méd., 5e série, t. III, 1854. p. 705.

Revue des sciences médicales, Hayem, 1880, t. XV, p. 393.

SAXINGER. — Studien über Erkrankungen der Placenta und der Nabelschnur bedingt durch Syphilis. Tubingen, 1884.

SCHAFFRANECK. — Thèse Breslau, 1868.

SLAWJANSKY KROMD. — Prog. Vierteljuhruschr., 1871. Endometritis placentaris gummosa.

SCHENK DE GRAFFENBERG. — Obs. med. rar. Francfo., 1865.

SCHROEDER VAN DER KOLK. — Warræmungen over hetmaaksel, ect. 1851.

SINÉTY (DE). — Manuel pratique de gynécologie, 1879. Arch. of derm., 1878, p. 179.

SIMPSON. — Clinique obstétricale et gynécologique, trad. par Chantreuil. Paris, 1874.

THOMAS (O.). — Americ. of Journ. of obst., vol. X, 1877.

TULPIUS. — Observ. med. Amst., 1652.

Union méd., 1879, t. XXVIII, p. 217.

VERDIER. — Th. doct. Paris, 1868.

VIRCHOW. — Wurzburger behandlung, 1851-53.

— — Syphilitic degeneration of the decidua.

WILK. — On syph. affect. of intern organ. Edimb. med. Journ., 1862.

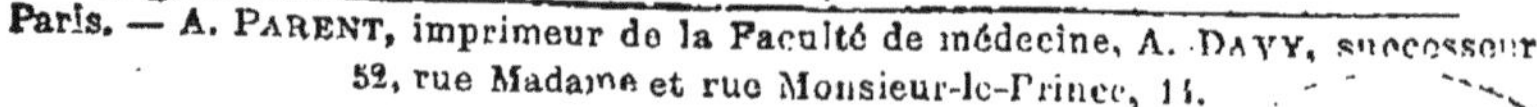

Paris. — A. PARENT, imprimeur de la Faculté de médecine, A. DAVY, successeur
52, rue Madame et rue Monsieur-le-Prince, 14.

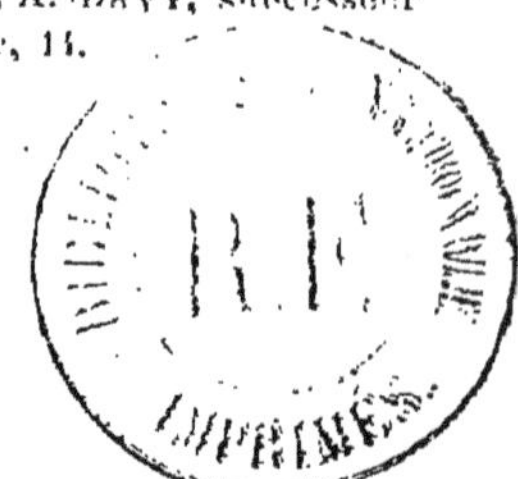